Walter Holtzapfel

Auf dem Wege
zum hygienischen Okkultismus

WALTER HOLTZAPFEL

# Auf dem Wege zum hygienischen Okkultismus

Verlag am Goetheanum

3. Auflage 2008

VERLAG AM GOETHEANUM

Im Internet: www.VamG.ch

Gesamtgestaltung von Gabriela de Carvalho


Satz: Höpcke, Hamburg
Druck und Bindung: Freiburger Graphische Betriebe

ISBN 978-3-7235-0344-7

# Inhalt

# Vorwort zur zweiten Auflage

Seit dem Erscheinen der ersten Auflage vor fünf Jahren ist ein deutlich sprechendes Zeitsymptom immer stärker sichtbar geworden: die Selbsthilfegruppen, die jetzt überall entstehen. Menschen mit den gleichen gesundheitlichen Problemen – Epileptiker, Diabetiker, Rheumakranke, Alkoholiker u. a. – schließen sich zusammen. Sie haben erfahren, dass das Durchmachen einer Krankheit nicht nur praktisch verwertbare Erfahrungen mit sich bringt, sondern auch Kräfte entwickeln kann, die hilfreich sind für andere, die sich mit der gleichen Krankheit auseinandersetzen. «Das Erleben der Krankheit von innen her», das hier aus den Bedingungen des persönlichen Schicksals erfolgt, ist aber auch eines der Motive, die, wenn sie bewusst angestrebt werden, auf dem Wege zum hygienischen Okkultismus liegen.

Arlesheim, den 30. März 1988

*Dr. med. Walter Holtzapfel*

# Vorwort

Der Mensch von heute sieht sich auf den verschiedensten Gebieten vor zu Ende gehenden Entwicklungen. Nach allen Seiten stößt er an die «Grenzen des Wachstums». Dabei treten ihm die negativen Konsequenzen der bisherigen Entwicklung überall entgegen. Der Raubbau an den Rohstoffen der Erde führt zu Mangelerscheinungen. Die natürlichen Energiequellen erschöpfen sich. Die atomare Energie ist mit Problemen verbunden, die anscheinend unlösbar sind. Das Wasser in den Meeren, Seen, Flüssen, Grundwasser und Regen werden zunehmend vergiftet. Obgleich die Aufgaben solcher Reservoire wie der tropischen Regenwälder oder der Wattenmeere der Nordsee für die Lebensmöglichkeiten der ganzen Erde bekannt sind, können diese Erkenntnisse sich gegenüber einseitigen wirtschaftlichen Interessen nicht durchsetzen. Jährlich sterben soundsoviele Tier- und Pflanzenarten aus. Diese negative Liste ließe sich noch lange fortsetzen, ganz zu schweigen von den gewaltigen Vorräten an Zerstörungswaffen in West und Ost.

Angesichts solcher Verfallserscheinungen können sich Bedrückung und Ratlosigkeit der Menschen bemächtigen. Die Entwicklung scheint unaufhaltsam abwärts zu gehen.

Aber gerade im Zerfall wird die Oberfläche des Lebens transparent und gibt den Blick frei auf neue Möglichkeiten, die in ganz anderer Richtung sichtbar werden. Von solchen Möglichkeiten, die in die Menschheit herein wollen, hat Rudolf Steiner gesprochen. Sie werden als künftige Fähigkeiten in dreifach verschiedener Weise über die Erde hin verteilt bei den Menschen auftreten. Von einer dieser Fähigkeiten, der hygienischen okkulten Fähigkeit, und von ihren Vorbedingungen soll in dieser Schrift die Rede sein.

# Auf dem Wege zum hygienischen Okkultismus

Der außerordentliche Wandel der Medizin im Laufe des zwanzigsten Jahrhunderts bezieht sich nicht nur auf das Auftreten und Verschwinden von Krankheiten, sondern auch auf die Krankheitsauffassung, auf die diagnostischen Möglichkeiten und vor allem auf die Arten und Formen der Heilung.

Das Erlebnis dieses ständig weitergehenden Wandels, der auch in Zukunft nicht Halt machen wird, hat das Bedürfnis hervorgerufen, etwas vorauszuwissen von dem, was kommen wird. Man sucht eine Orientierung in der ständigen Veränderung. So wird auch in der Medizin, wie auf anderen Gebieten, eine Futurologie angestrebt, eine Wissenschaft von der Zukunft. Man berechnet, wie bereits sichtbar gewordene Tendenzen sich weiter steigern werden und welche Konsequenzen das für die Zukunft hat. Aber trotz aller Expertenbefragungen und des Einsatzes modernster Voraussagetechniken ist man sich darüber klar, wie unsicher eine solche Futurologie bleibt. Die Zukunft ist eben nicht nur eine Verlängerung von Vergangenheit und Gegenwart in kommende Zeiten hinein. Sie hängt nicht nur von den bereits vorhandenen Tendenzen ab, sondern zum Beispiel auch davon, wie sich die Menschen zu solchen Tendenzen verhalten werden, ob sie diese annehmen oder ablehnen – und auch noch von ganz anderen Faktoren. Es muss gar nicht so sein, dass die Entwicklung immer in der gleichen Richtung weitergeht: zum Beispiel immer noch stärkere Medikamente mit immer noch mehr Nebenwirkungen. Es könnte sein, dass ein neuer Einschlag aus einer ganz anderen Richtung kommt und die weitere Entwicklung bestimmt.

Die Vergangenheit liegt klar vor unseren Augen, die Gegenwart kann man mehr oder weniger genau beobachten, aber die Zukunft sieht man nicht, denn sie ist noch nicht da, so sagt man. Für eine spirituelle Weltauffassung trifft diese Aussage nicht zu. Für Geistesaugen ist manches von dem auf uns Zukommenden doch schon in gewisser Weise vorhanden, und zwar in einem noch nicht realisierten Vorzustand. Das ist der Grund, warum Rudolf Steiner bestimmte Angaben über die Zukunft auch in der Medizin machen konnte.

So sagt er: «Lassen Sie nur die Medizin sich so materialistisch weiterentwickeln: wenn Sie vierzig Jahre voraussehen könnten, Sie würden erschrecken, in welch brutaler Weise diese Medizin vorgehen wird, bis zu welchen Formen des Todes die Menschen von dieser Medizin da kuriert würden.»[1]

Das war 1909. Die Zukunft, auf die hier vorausgesehen wird, ist inzwischen voll eingetreten, sie ist Gegenwart, ja eigentlich schon weitgehend Vergangenheit geworden. Man kann sich fragen, was gemeint ist mit der Formulierung «bis zu welchen Formen des Todes die Menschen da kuriert würden». Ist gemeint, dass fast schon Gestorbene in das Leben zurückgerufen werden? Oder ist gemeint, dass dieses Kurieren auch Todesfälle zur Folge haben kann? Beides ist ja der Fall.

In den Vorträgen der Kriegsjahre 1916, 1917, 1918 hat Rudolf Steiner über eine zeitlich nicht so genau präzisierte und ganz andere Zukunft der Medizin gesprochen. Am 24. Dezember 1916 sagt er: «Aber es wird eine Zeit kommen, und wohl ist sie nicht mehr ferne, wo das Menschheitskarma so weit sein wird, dass die Medizin, die Heilkunst, aufnehmen wird die Impulse, die aus der geistigen Erkenntnis kommen.»[2] Rudolf Steiner spricht von einer künftigen hygienisch-okkulten Fähigkeit, die sich entwickeln wird, und sagt darüber in einem Vortrag vom 1. Dezember 1918: «*Diese hygienische okkulte Fähigkeit ist auf dem guten Wege und wird verhältnismäßig nicht lange auf sich warten lassen. Diese Fähigkeit wird einfach durch die Einsicht reifen, dass das menschliche Leben, indem es von der Geburt bis zum Tode verläuft, nach einem Prozess verläuft, der ganz identisch ist mit einem Krankheitsprozess. Krankheitsprozesse sind nämlich nur spezielle und radikale Umbildungen des ganz gewöhnlichen, normalen Lebensprozesses, der zwischen Geburt und Tod verläuft, nur dass wir in uns nicht nur die krankmachenden Kräfte tragen, sondern auch die gesundmachenden Kräfte. Und diese gesundmachenden Kräfte, das weiß jeder Okkultist, sind ganz genau dieselben wie diejenigen, welche man dann anwendet, wenn man sich okkulte Fähigkeiten erwirbt, indem man diese Kräfte in Erkenntnisse umwan-*

*delt. Die dem menschlichen Organismus innewohnende Heilkraft in Erkenntnis umgewandelt gibt eben okkulte Erkenntnisse.»*[3]

Diese Ausführungen Rudolf Steiners eröffnen weite Ausblicke. Es ist die umstürzende Feststellung darin enthalten, dass eine bestimmte Einsicht – die Einsicht in den Zusammenhang von Krankheit und Lebenslauf – eine bestimmte Fähigkeit zur Reife bringen kann – eine gesundmachende (hygienische) Fähigkeit. Einsicht verwandelt sich in Heilkraft, Erkenntnis in Kraft. Die hier gemeinte Einsicht wird in zwei polaren Gegenüberstellungen ausgesprochen: Der Lebenslauf ist eine verlangsamte Krankheit, die Krankheit ist ein verdichteter Lebenslauf. Zwei weitere Gegenüberstellungen schließen sich an. Nicht nur kann Erkenntnis sich in Heilkraft verwandeln, sondern auch Heilkraft in Erkenntnis. Der Mensch trägt in sich nicht nur krankmachende Kräfte, sondern auch gesundmachende Kräfte.

Alle diese Erkenntnisse entstammen der okkulten Forschung Rudolf Steiners. Sie werfen große Fragen auf, sind aber, da in begriffliche Form gebracht, dem heutigen Tagesbewusstsein durchaus zugänglich. Allerdings ist zum vollen Verständnis die Kenntnis einiger anthroposophischer Grundbegriffe erforderlich, insbesondere die der viergliedrigen Menschenwesenheit: Die physische Leiblichkeit des Menschen wird belebt durch den Ätherleib, beseelt durch den Astralleib und hat ihr geistiges Zentrum im «Ich».[4]

Es sind vor allem zwei Fragen, die uns zunächst beschäftigen sollen:

1. Wie kommt man zu der Einsicht, dass Krankheiten eine Umbildung des normalen menschlichen Lebensprozesses zwischen Geburt und Tod darstellen?
2. Wie kann gerade diese Einsicht die hygienische okkulte Fähigkeit zur Reife bringen?

## Die Zeitgestalt der Krankheit

Beginnen wir mit der ersten Frage. Krankheit und Lebenslauf werden verglichen. Von den vielen Stationen, die das Leben durchläuft, werden Anfang und Ende, der Geburtspol und der Todespol, herausgehoben. Der Lebenslauf mit der ganzen Fülle seines Geschehens wird auf den Zeitraum der Krankheit konzentriert. Der von einer Krankheit Befallene durchlebt in gewisser Weise das Ganze des Lebens: Zurück an den Lebensanfang und vorwärts bis an das Lebensende.

Nehmen wir ein einfaches Beispiel: Jemand macht eine akute, fieberhafte Erkrankung, sagen wir eine Grippe, durch. Wie verändert sich das Leben des in einer solchen Weise Erkrankten? Er legt sich ins Bett, geht zurück in die Horizontale und wird pflegebedürftig; Beruf, Verantwortung, Terminkalender, das alles fällt zunächst einmal ab. Er gerät in eine Situation, die sich mit der des Säuglingsalters vergleichen lässt; er wird in gewisser Weise wieder an den Lebensbeginn, in die Nähe des Geburtspoles versetzt. Das Bewusstsein wird dumpf, träumend, benommen, entspricht früheren Bewusstseinszuständen.

Das Zurückkehren in eine Anfangssituation, in frühere, bereits überwundene Zustände, gilt aber auch für andere Krankheitsformen. Auch dort, wo es nicht – wie in dem gewählten Beispiel – bereits für die unbefangene Beobachtung offensichtlich ist, ergibt es sich für eine genauere medizinische Betrachtung. Die Geschwulstkrankheiten zum Beispiel äußern sich im Wiederauftreten von Wachstumsvorgängen – wenn auch in partieller und pathologischer Weise –, die eigentlich für die Kindheit charakteristisch sind. Auch die Art der dabei entstehenden Zellen weist zurück in die Vergangenheit. Es sind primitive Formen, nicht ausgereift, die auf früheren Stadien stehengeblieben sind. – Bei den Blutkrankheiten (Anämien, Leukämien) treten Jugendformen der Blutkörperchen auf. Embryonale Blutbildungsherde, die ihre Tätigkeit längst eingestellt hatten, beginnen aufs Neue zu produzieren. – Die Entmarkungserscheinungen, die man bei Nervenkrankheiten feststellt, zeigen an, dass das Nervensystem wieder einen Zustand annimmt, wie er der Embryonalzeit und frühen Kindheit entspricht. – Psychiatrische Erkrankungen führen zu einer psychischen Regression: der Kranke kehrt seelisch zu einer früheren Erlebnisform zurück. – Sehr viele Krankheiten gehen mit einer Erhöhung des Blutkupferspiegels einher. Auch das deutet auf einen früheren Zustand, denn der Kupfergehalt des Blutes ist beim Säugling und beim Kleinkind größer als beim Erwachsenen. Kupfer weist immer zurück in die Frühzeit.[5]

«Fang noch einmal an», sagt die Krankheit zum Menschen, «geh zurück an den Ursprung, an den Pol der Geburt, und werde dadurch fertig mit einem Hindernis, das du anders nicht überwinden kannst.» Diese Anfangssituation der Krankheit bedeutet zugleich einen Inkarnationsvorgang, durch den sich die Individualität wie am Lebensanfang der Leiblichkeit zuwendet, um diese zuzubereiten und zu wandeln.

Auch der entgegengesetzte Pol des Lebenslaufes, der Alters- und Todespol, erscheint in der Krankheit wieder. Hier muss man auf Erscheinungen aufmerksam werden, die noch wenig beachtet werden, weil sich die Aufmerksamkeit im Allgemeinen mehr auf die äußerlich beobachtbaren Symptome richtet als auf das innere Erleben des Kranken. Wenn der nach einer schweren Krankheit Genesende wieder aufsteht, etwas unsicher noch in den Bewegungen und in einer dem Alltagsbewusstsein enthobenen Verfassung, so nimmt er damit einen Zustand voraus, der sich normalerweise erst im Alter einstellt: Das Körperliche lässt nach, aber das Bewusstsein erhebt sich zu größerer Überschau. Hier hat man es mit einem Exkarnationsvorgang zu tun. Im Alter kommt es wie nach einer schweren Krankheit zu einem Verlust an Wachstumskräften. Wunden und Knochenbrüche heilen bei alten Menschen langsamer. Aber die dem Körperlichen entzogenen Wachstumskräfte stehen dem Bewusstsein zur Verfügung. Die Entwicklung einer «Altersweisheit» war in früheren Zeiten eine so selbstverständliche Tatsache, dass bestimmte verantwortungsvolle Funktionen den Menschen höheren Lebensalters vorbehalten blieben. Die Bezeichnung «Senat», Rat der Alten, deutet noch auf diesen Zusammenhang.

Auch das Durchmachen einer Krankheit führt zu einem entsprechenden Bewusstseinswandel. Das gilt für alle Krankheiten, wird aber besonders deutlich bei den Kinderkrankheiten, weil diese im Allgemeinen in ein so wandlungsfähiges Lebensalter treffen. Bei einem Kinde, das etwa durch seine Masernerkrankung die Schule versäumt hat, fürchten Eltern und Lehrer vielleicht, dass es den Anschluss an den Unterricht nicht wiederfindet. Es zeigt sich aber häufig, dass es im Gegenteil inzwischen vorangekommen ist und mit wacherem Bewusstsein am Unterricht teilnimmt.

Was im Lebenslauf nach Geburtspol und Todespol, nach Inkarnations- und Exkarnationsrichtung auseinandergelegt ist, rückt in der Krankheit zusammen. Die Krankheit ist tatsächlich so etwas wie ein zusammengefasster Lebenslauf. Dabei ist die Betonung des Geschehens für die einzelnen Krankheiten verschieden. Bei den Lockerungszuständen und Psychosen (sogenannte Geisteskrankheiten) liegt die Betonung von vornherein auf dem Todespol, auf der Exkarnationsrichtung. In der kindlichen Hysterie zum Beispiel verströmt sich das Kind so intensiv in seinem Wesen, dass Rudolf Steiner den zugrunde liegenden Vorgang direkt mit einem Sterbeprozess verglichen hat.[6]

Bei anderen Krankheiten steht der Geburtspol, die Inkarnationsrichtung, im Vordergrund. Bei den malignen Tumoren beispielsweise fällt immer wieder das im Verhältnis zum Lebensalter jugendliche Aussehen der Patienten auf. Der Hydrozephalus (Wasserkopf) hält mit seinem Riesenschädel die Proportionen der Embryonalzeit fest. – Aber immer kommt doch, wenn auch manchmal vielleicht nur in Andeutungen, auch der andere Pol des Krankheitsgeschehens zur Erscheinung. Wir haben hier nur die beiden Grenzsituationen ins Auge gefasst. Bei genauerer Betrachtung lassen sich noch weitere Stationen des Lebensweges im Krankheitsverlauf wiederfinden. Für eine zukünftige Krankheitserkenntnis bleibt da noch ein weites Feld der Bearbeitung offen.

Diese Art der Krankheitsauffassung führt in das zeitliche Geschehen herein. Man kommt heraus aus der räumlichen Auffassung, die das Hauptgewicht auf den physisch fassbaren Sitz der Krankheit legt (Morgagni, 1682–1771: «Vom Sitz und den Ursachen der Krankheiten»), und bewegt sich im ätherischen Strom der Zeit. Der Lebenslauf dient als Modell. Er wird zusammengeschoben, sodass sich sein Verlauf von der Geburt bis zum Tode im Zeitraum der Krankheit abspielt. Die Zeit wird konzentriert.

## Die Krankheit als zweiphasiges Geschehen

Nun kann man die Zeit noch mehr konzentrieren. Man kann Geburtspol und Todespol so nahe zusammenschieben, dass sie gleichzeitig auftreten. So kommt man auf der anderen Seite wieder aus der Zeit heraus. Es geht nicht zurück in den physischen Raum, sondern vorwärts in eine höhere, überzeitliche Gesetzmäßigkeit. An zwei verschiedenen Stellen des Organismus treten Krankheitsvorgänge auf, die räumlich getrennt sind und doch ein Einheitliches darstellen, weil es sich um Geburtspol und Todespol des gleichen Krankheitswesens handelt. Rudolf Steiner bezeichnet es als ein Merkmal für den astralischen Bereich, wenn zwei räumlich getrennte Gebilde ein einheitliches Ganzes ausmachen.[7]

Der innere Zusammenhang solcher Krankheitsvorgänge besteht darin, dass sie in einem gesetzmäßigen Zusammenhang zueinander stehen, welchen man als das Verhältnis von «Überfluss» und «Mangel» bezeichnen kann: Was die eine Krankheitserscheinung zu viel hat, hat die andere zu wenig. Die Kräfte, die an dem einen Pol ein Übermaß an Wirkungen hervorrufen, werden dem anderen Pol des Organismus entzogen und rufen dort die als «Mangel» zu charakterisierenden Erscheinungen hervor. Es bildet sich parallel zu der Stelle des Überschusses eine andere aus, an der ein Defizit besteht. Ein Plus steht einem Minus gegenüber, ein Inkarnationsgeschehen einem Exkarnationsvorgang: Geburtspol und Todespol, die beiden Endmarken des Lebenslaufes, treten gleichzeitig auf und bedingen sich gegenseitig. Das soll im Weiteren noch an konkreten Beispielen erläutert werden.

In diesem gegenseitigen Sichbedingen von Überfluss und Mangel liegt wiederum eine astralische Gesetzmäßigkeit vor. Goethe bezeichnet es als den Leitfaden der tierischen Organisation und nennt es ganz ähnlich den «Zusammenhang von Vorzug und Mangel». Andere Forscher der Goethezeit sprachen von einem «balancement des organes». Hat ein Tier einen besonderen Vorzug, so ist dies nur dadurch möglich, dass an anderer Stelle ein Mangel auftritt. Keinem Teil kann etwas zugelegt werden, ohne dass einem anderen etwas entzogen wird. Es ist der Natur unmöglich, den Löwen gehörnt zu bilden, weil die Kraft, die zur Bildung der Hörner notwendig wäre, bereits in dem mächtigen Gebiss investiert ist, während umgekehrt der Kuh die Vorderzähne im Oberkiefer fehlen, weil sie deren Kräfte für die Hörner gebraucht hat. – Goethe bringt noch eine Reihe weiterer Beispiele solcher anschaulicher Verschiebungen in der tierischen Organisation.[8]

Beim Menschen mit seiner höheren Organisation wirkt sich die für den astralischen Bereich geltende Gleichgewichtsverschiebung von Überfluss und Mangel nicht mehr in der Gestalt aus wie beim Tier, wohl aber in der gegenseitigen Abhängigkeit von Krankheitserscheinungen.[9]

Rudolf Steiner gibt verschiedene Beispiele für derartige Krankheitszusammenhänge.[10] Hat man es beispielsweise mit einer bestimmten Form von Hautentzündung zu tun, so entfaltet in den entzündlichen Erscheinungen der Organismus eine verstärkte Aktivität, die er der Tätigkeit der Leber entzieht. Die Hautentzündung stellt den Pluspol, die Leberstörung den Minuspol zweier zusammengehöriger Krankheitserscheinungen dar. Solche Beziehungen von Hauterscheinungen zu inneren Organen sind den Hautärzten bekannt. Aber derartige Zusammenhänge gibt es in allen Bereichen des Organismus. Vieles, was an verschiedenartigen Krankheitserscheinungen gleichzeitig auftritt und als Symptomenkomplexe oder Syndrome registriert wird, lässt sich für eine wirklichkeitsgemäße

Erkenntnis nach Überfluss und Mangel, nach Plus und Minus, auseinanderlegen in zwei scheinbar parallel verlaufende, in Wirklichkeit sich gegenseitig bedingende Krankheitszustände. Das hat praktische Konsequenzen für Diagnose und Therapie, wie noch gezeigt werden soll.

So gibt es die allerverschiedensten Krankheitserscheinungen, die als sogenannte paraneoplastische Syndrome eine Geschwulstkrankheit begleiten können. Diese Nebenkrankheiten zu den Geschwülsten kennt man noch nicht lange. Sie können zusammen mit der Geschwulst auftreten oder erst später beginnen, aber auch schon vorher, zum Teil um Jahrzehnte früher. Sie sind nicht, wie die Tochtergeschwülste (Metastasen) oder die Rückfälle (Rezidive), mit der Grundkrankheit wesensgleich, sondern ganz von ihr verschieden.

So eine paraneoplastische Nebenkrankheit kann unter Umständen auf eine Geschwulst aufmerksam machen, die sich an ganz anderer Stelle unerkannt entwickelt. Wenn zum Beispiel ein älterer Mann darüber klagt, dass er Schwierigkeiten hat, sich aus der Hockstellung zu erheben, so ist es möglich, dass eine Geschwulst in der Lunge (Bronchialkarzinom) dahintersteckt. Gelingt es, die Geschwulst auszuheilen oder zu entfernen, so bildet sich auch die Schwäche der Gliedmaßenmuskulatur wieder zurück. Die Geschwulst stellt den Pluspol des Krankheitsgeschehens dar, das an ganz anderer Stelle in der Muskelschwäche seinen Minuspol hat. Wird der Pluspol – in diesem Fall also die Geschwulst in der Lunge – ausgeheilt, so begeben sich die hier überschüssig tätigen Kräfte zurück an die Stelle des Mangels, sodass dieser – hier die Muskelschwäche in den Beinen – ausgeglichen wird und auch der Minuspol gesundet.

Von solchen geschwulstbegleitenden Krankheitszuständen gibt es sehr viele Arten. Man unterscheidet allein über vierzig verschiedene Formen von Hauterscheinungen.[11] Aber sie zeigen sich auch als Muskelsymptome, Gelenkerkrankungen, neurologische Erscheinungen, Störungen der inneren Sekretion etc. Man nimmt im Allgemeinen an, dass die Geschwulst diese Erscheinungen hervorruft. Dabei hat man allerdings keine sicheren Vorstellungen darüber, wie das zustande kommt; vor allem auch deshalb, weil die paraneoplastischen Erscheinungen dem Auftreten der Geschwulst, welche sie doch hervorbringen soll, um Jahre oder Jahrzehnte vorausgehen können.[12]

Für die geisteswissenschaftliche Erkenntnis ist der Zusammenhang umgekehrt. Nicht ein vom Tumor ausgehender Einfluss ruft die paraneoplastische Erscheinung hervor, sondern das mit dem Tumor verbundene Geschehen entzieht einer anderen Region die Kräfte, macht sie gewissermaßen «leer» und bereitet damit den Boden für die paraneoplastischen Erscheinungen. Der Tumor wirkt nicht ausstrahlend (zentrifugal), sondern gewissermaßen «saugend» (zentripetal). Er wird zum Überschussgebiet (Pluspol), das sich aus den Kräften einer anderen Region versorgt, während die paraneoplastische Erscheinung das Defizitgebiet (Minuspol) darstellt.

Auch beim Fokalinfekt stehen Herd (Zahngranulom, Tonsillen etc.) und Organerkrankung (Herzklappen, Gelenke, Niere etc.) im Verhältnis von Plus und Minus. Die Entfernung des Herdes (Plus) bringt nicht deshalb Heilung, weil dieser «streut», sondern umgekehrt, weil er Überschusskräfte an sich gezogen hatte, die jetzt frei werden und sich dem erkrankten Organ (Minus) wieder zuwenden können.

Das Verhältnis von Minuspol zu Pluspol im Krankheitsgeschehen hat auch therapeutische Konsequenzen. Im Überschussgeschehen des Pluspoles liegt bereits ein – allerdings nicht zu Ende gekommener – Selbstheilungsversuch vor. Der Arzt, der diesen Zusammenhang kennt, kann den unvollkommenen Heilungsversuch aufgreifen und zu Ende führen.[13]

So äußert sich das zum Tumor gehörige Überschussgeschehen unter anderem in einer Wärmezone, die den Tumor umgibt und die man messen kann. Darauf hat schon 1957 Felix Ungar[14] aufmerksam gemacht, und das wird heutzutage durch die Ergebnisse der Thermographie bestätigt. Wenn Rudolf Steiner für die Tumor-Behandlung mit einem Mistelpräparat fordert, dass dabei ein «Wärmemantel» um die Geschwulst gebildet wird,[15] so übernimmt damit das Heilmittel den als Wärmezone bereits vorhandenen Selbstheilungsversuch und löst ihn ab. Die darin wirksam gewesenen Überschusskräfte (Pluspol) werden frei und können sich dem Minuspol zuwenden und diesen ausheilen.

*«Krankheitsprozesse sind nämlich nur spezielle und radikale Umbildungen des ganz gewöhnlichen, normalen Lebensprozesses, der zwischen Geburt und Tod verläuft …»*[16] Die Entsprechung von Krankheit und Lebenslauf,

die Rudolf Steiner in dieser Weise formuliert, hat sich uns in unseren bisherigen Betrachtungen auf verschiedene Weise bestätigt. Für die zunächst betrachteten Krankheiten war diese Entsprechung evident. Sie verlaufen in der Zeit wie der Lebenslauf und zeigen in Anfang und Ende einen Anklang an Geburtspol und Todespol. Bei den Krankheiten der zweiten Art, bei denen Anfang und Ende gleichzeitig auftreten, ist der normale Lebensprozess viel radikaler umgebildet, aber doch als solcher zu erkennen, weil auch hier in der Gegenüberstellung von Überschuss und Mangel so etwas wie ein Geburtspol und ein Todespol vorhanden ist.

## Der medizinische Aspekt des hygienischen Okkultismus

Wir sind damit zu einer grundsätzlichen und umfassenden Krankheitserkenntnis gelangt. Diese hat, wie wir sahen, auch diagnostische und therapeutische Konsequenzen. Vor allem aber ist damit zweierlei gewonnen. Einmal gibt die Verwandtschaft von Krankheit und Lebenslauf einen Hinweis auf den tieferen Sinn des Krankheitsgeschehens überhaupt: Inkarnation und Exkarnation, die beiden Grundtendenzen, mit denen sich das «Ich» durch das menschliche Leben bewegt, finden wir in der Krankheit wieder. Wie der Durchgang durch Geburt und Tod und die anderen Stationen des Lebenslaufes für die menschliche Individualität die Gelegenheit ist, sich in ihrem

Erdenschicksal zu verwirklichen, so gibt der verdichtete Lebenslauf der Krankheit einen verstärkten Anstoß zu solcher Verwirklichung des eigentlichen Menschenwesens. Die Verwandlung, die der Mensch durch seinen Lebenslauf erfährt, spielt sich in der Krankheit mit konzentrierter Kraft in einem kürzeren Zeitabschnitt ab. – Zum anderen liegt gerade in dieser Einsicht die Möglichkeit, sich innerlich mit der Krankheit zu verbinden und sich in das Krankheitsgeschehen, auch das eines anderen Menschen, hineinzuversetzen. Die Krankheit wird von innen her erlebt, denn der Lebenslauf ist uns eben dadurch, dass wir ihn durchmachen, von innen her zugänglich.

Mit dem vertieften und verinnerlichten Erleben einer solchen grundsätzlichen Krankheitseinsicht sind wir aber schon auf einem Wege, der uns auch auf die Lösung der zweiten Frage bringt, die wir eingangs aufgeworfen hatten, nämlich: «Wie kann gerade diese Einsicht in das Wesen der Krankheit die hygienische okkulte Fähigkeit zur Reife bringen?» Wie kann überhaupt eine Erkenntnis sich unmittelbar in eine Fähigkeit verwandeln? Wie kann ein Bewusstseinsvorgang zu einer wirksamen Kraft werden?

Auf einem der Medizin nahe verwandten Gebiet, auf dem der Heilpädagogik, hat Rudolf Steiner Zusammenhänge dargestellt, die zu einer Antwort auf diese Frage führen. Er schildert da, dass bei den behinderten Kindern – den «Seelenpflege-bedürftigen Kindern», wie er sie nennt – die Schwäche häufig im Bereich der Lebenskräfte liegt, im ätherischen Bereich. Es muss stärkend auf den geschwächten Ätherleib des Kindes eingewirkt werden. Da gibt es ein ganz allgemeines Gesetz: stärkend auf irgendein menschliches Wesensglied wirkt immer das nächst höhere Wesensglied; auf den Ätherleib also der Astralleib. Nicht nur der eigene Astralleib wirkt in dieser Weise; es kann auch der Astralleib eines anderen Menschen sein. Wenn sich der Astralleib des Erziehers in der geeigneten Verfassung befindet, übt er einen stärkenden Einfluss auf den Ätherleib des Kindes aus; das Seelenleben des Erziehers wirkt bis in die Lebenskräfte des Kindes.[17]

Wir alle kennen solche Wirkungen, die vom Erzieher ausgehen. Es gibt den geborenen Erzieher, bei dem die Kinder gedeihen, dem sie folgen, ohne dass er viele Worte braucht. Es gibt auf der anderen Seite den Erzieher, der sich die größte Mühe gibt und der dennoch nicht solche Wirkungen zu erzielen vermag. Aber auch dieser braucht nicht zu verzagen, denn er kann seinen Astralleib durch intensive Bemühung in die gleiche Verfassung bringen, die der geborene Erzieher schon als Veranlagung mitbringt. Und wiederum ist es eine Einsicht, eine Erkenntnis, die eine solche Verwandlung zustande bringt. Das in lebendiger Erkenntnisbemühung erarbeitete Verständnis für den menschenkundlichen Vorgang, welcher der Behinderung des Kindes zugrunde liegt, verwandelt sich in objektives Mitleid. Ein so vertieftes menschenkundliches Interesse gibt dem Erzieher die Möglichkeit, sich innerlich in den Zustand des Kindes zu versetzen, in seinem Bewusstsein mitzumachen, was organisch-pathologisch im Kinde sich vollzieht. Und aus diesem Miterleben geht die heilende Kraft hervor. Ein objektives Mitleid ist gemeint. Nicht ein subjektives Mitleid, das leicht sentimental wird und sich auf keinerlei Erkenntnis stützt, das mit Recht vom Behinderten abgelehnt wird, weil es nicht hilfreich, sondern eher demütigend wirkt.

Solche vom Menschen ausgehenden Wirkungen kennen wir in allen Berufen, die es mit der Hilfe für andere Menschen zu tun haben. Es gibt die geborene Krankenschwester, bei der es dem Patienten schon wohler wird, wenn sie nur ins Zimmer tritt. Es gibt den geborenen Arzt, von dem man sagt, dass seine Persönlichkeit es sei, die heilend wirke. Und es gibt in allen diesen Bereichen die Möglichkeit, dass auch ein Mensch, der derartige Fähigkeiten nicht von vorneherein mitbringt, sie erwerben kann durch intensive Erkenntnisbemühung, durch die innerlich vertiefte Einsicht in das wahre Wesen des Krankheitsvorganges.

Wie steht es nun in diesem Zusammenhang um die Einsicht, dass *«Krankheitsprozesse ... nur spezielle und radikale Umbildungen des ganz gewöhnlichen normalen Lebensprozesses sind, der zwischen Geburt und Tod verläuft»*, wie Rudolf Steiner sagt? Es ist die universellste Krankheitserkenntnis überhaupt, die das Wesen aller Krankheiten umfasst. Und es ist zugleich diejenige Erkenntnis, die es erlaubt, den Krankheitsvorgang wirklich innerlich mitzuerleben. Denn was kann uns von innen besser bekannt sein als der Lebenslauf, in dem wir ständig darinnenstehen? So wird einsehbar, dass die gesundenden Kräfte der hygienisch okkulten Fähigkeit gerade durch diese umfassende Einsicht reifen. Die allgemeine Krankheitseinsicht kann sich dann jeder besonderen

Krankheit gegenüber in die Erkenntnis wandeln, in welcher Weise gerade in dieser speziellen Form «eine spezielle und radikale Umwandlung des ganz gewöhnlichen normalen Lebensprozesses» vorliegt.

Das innerliche Sichversetzen in das Krankheitsgeschehen kann meditativ vertieft werden. Rudolf Steiner hat Mantras angegeben, die sich auf bestimmte grundlegende Krankheitserscheinungen beziehen und das verstehende Miterleben des Krankheitsprozesses verstärken.[18]

Heilende Fähigkeiten instinktiver Art hat es auch in alten Zeiten gegeben und gibt es als atavistische Reste heute noch hier und da. Bei der künftigen Fähigkeit handelt es sich um etwas grundsätzlich anderes. Für sie ist charakteristisch, dass sie mit einem bestimmten Bewusstseinsschritt verbunden ist und durch eine ganz konkrete Einsicht zur Reife kommt. Aus dieser aktiven Bewusstseinshaltung ergibt sich eine innige Verbindung zwischen dem Heiler und dem zu Heilenden, und zwar in doppelter Hinsicht. Indem der Heilende den Krankheitszustand innerlich miterlebt, geht etwas von dem zu Heilenden als Bewusstseinsinhalt auf ihn über. Daraus entwickelt sich die gesundende Kraft, die nun wieder in umgekehrter Richtung dem Leidenden zufließt. Der Heiler erlebt die «krankmachenden Kräfte», der Kranke erfährt die «gesundmachenden Kräfte», von denen in dem eingangs wiedergegebenen Wortlaut Rudolf Steiners die Rede war.

Der medikamentösen Therapie des Arztes, die auf der Beziehung des Menschen zu den Naturreichen beruht, wird der heilende Einfluss hinzugefügt, der sich aus dem miterlebenden Verständnis für den anderen Menschen ergibt. Dem Heilprozess wird auf diese Weise eine Seele mitgegeben. Das ist etwas, «was der Kranke wie eine Gnade empfinden wird, wenn er es im Heilprozess erlebt».[19]

In einer solchen Haltung des Arztes liegt auch die Heilung des Arzt / Patienten-Verhältnisses selber, das durch die nur naturwissenschaftliche Auffassung vom Menschen und von der Krankheit heute schwer gefährdet ist.

## Der pädagogische Aspekt des hygienischen Okkultismus

Die hygienische okkulte Fähigkeit ist aber nicht etwas dem ärztlichen Beruf allein Vorbehaltenes. Sie tritt als angeborene Veranlagung auf und wird reifen durch die Einsicht in den Zusammenhang von Krankheit und Lebenslauf. Diese Einsicht hat zwei Seiten, wie wir sahen, und entsprechend hat auch der hygienische Okkultismus zwei Aspekte. Dem *medizinischen Aspekt,* mit dem wir uns bisher beschäftigt haben, liegt die Einsicht zugrunde, dass Krankheit ein verdichteter Lebenslauf ist. Die umgekehrte Form dieser Einsicht – der Lebenslauf ist ein verlangsamter Krankheitsprozess – bringt dasjenige zur Reife, was wir ganz allgemein den *pädagogischen Aspekt des* hygienischen Okkultismus nennen können. Dieser wird sich in der Fähigkeit äußern, sich vorbereitende Krankheitstendenzen vor ihrem eigentlichen Ausbruch «auf psychischem Wege prophylaktisch zu behandeln …»[20] Alle Erziehung, alle

Kultureinflüsse, alle künstlerischen Therapien können diesem Ziel dienen.

Der Lebenslauf beginnt wie die Krankheit mit einem der Leiblichkeit zugewandten Geschehen, einem Inkarnationsvorgang, und endet wie diese mit einer Wendung in die Exkarnationsrichtung. Dazwischen liegt – im verlangsamten Geschehen des Lebenslaufes viel deutlicher als in der Krankheit – die Differenzierung durch die einzelnen Stadien des durchlaufenen Weges, die wieder in kleineren Rhythmen zwischen Inkarnations- und Exkarnationsrichtung schwingen. Der Lebenslauf ist ein gegliederter Zeitorganismus, der durch gesetzmäßig aufeinanderfolgende Epochen geht. Rudolf Steiner hat seine Gliederung in die einzelnen Jahrsiebente insbesondere in den pädagogischen Schriften[21], aber auch in anderen Schriften[22] charakterisiert, und diese Charakteristik ist in einem reichen Schrifttum für verschiedene Lebensgebiete ausgebaut worden.[23, 24, 25]

Bei dem erstbetrachteten Aspekt des hygienischen Okkultismus kam es darauf an, sich in den Krankheitsprozess zu versetzen, also sich auf einen Vorgang zu *konzentrieren*, der selber schon eine Konzentration des Lebenslaufes darstellt. Für den zweiten Aspekt ist erforderlich, von einem bestimmten Entwicklungspunkt aus das Erleben über das Ganze des Lebenslaufes in Vergangenheit, Gegenwart und Zukunft *auszudehnen.* Aus der Gesamtüberschau des Lebens mit seinen Gliederungen, Verfrühungen, Verspätungen, Korrespondenzen und Spiegelungen wird ersichtlich, in welcher Weise der einzelne Zeitabschnitt jeweils in diesem Ganzen darinnensteht. Von solchen, in der verschiedensten Weise gegliederten, inneren Zusammenhängen der «Lebenskrankheit» soll im Folgenden die Rede sein.

Der Vergleich mit der Krankheit ist auch deshalb richtungsweisend, weil sich daraus ergibt, dass der Lebenslauf nicht etwas ist, das man einfach abrollen lässt, sondern dass er ständiger Behandlung bedarf, und zwar für jedes Stadium in spezifischer Weise. Nie kann das Vorhandene genügen. Die wirkliche Gesundheit wird in jedem Augenblick durch Ich-Aktivität neu erzeugt.

Der wesentliche Heilfaktor auf diesem Wege durch das Leben ist die Erziehung – sowohl die Erziehung des Kindes wie die Selbsterziehung im weitesten Sinne. Rudolf Steiner hat immer wieder die heilende Bedeutung der von ihm inaugurierten Pädagogik betont. Aufgabe des Lehrers ist «das Lehren des richtigen Atmens und das Lehren des richtigen Rhythmus im Abwechseln zwischen Schlaf und Wachen».[26] Damit ist keine Atemdressur gemeint und keine Dressur des Schlafens und Wachens. Sondern es ist gemeint, dass alle Erziehungsmaßnahmen einen Einfluss haben auf die Verkörperung (Inkarnation) der «Geistseele» des Kindes in seinem «Leibeskörper». Und diese Verkörperung geht nicht gradlinig vor sich, sondern rhythmisch in immer wiederholtem Anlauf. Wie das Meer bei steigender Flut mit jeder Welle ein wenig weiter den Strand hinaufläuft, so verkörpert sich die Geistseele des Kindes mit jedem Atemzug, mit jedem Aufwachen, ein wenig mehr in der Leiblichkeit. Es ist ein lebendig-schwingender Prozess, der nach zwei Seiten aus dem Gleichgewicht geraten kann. Den sich verkörpernden Anteil der Kindeswesenheit wollen wir im Weiteren nach seiner wesentlichen Impulsierung auch kurz als «Ich» bezeichnen, das sich mit der ihm entgegenwachsenden leiblichen Organisation verbindet.

Wird das Ich zu stark aufgesaugt von der physischen Organisation, so gerät das Kind auf einen Weg, der es zu materiell werden lässt und in letzter Konsequenz zu einer Konstitution mit verbrecherischen Neigungen führt. – Verbindet sich das Ich nicht genügend mit seiner Leiblichkeit, so wird das Kind ein Träumer oder Schwärmer, der zu phantastischen Vorstellungen neigt.

## Gesundheitliche Wirkungen des Unterrichts

Mit einer wirklichen Erziehungskunst sind auch die konkreten Mittel gegeben, um solchen einseitigen und gefährdenden Entwicklungstendenzen nach beiden Seiten zu steuern.

Die verschiedensten Unterrichtsgegenstände fördern oder lockern je nach der Art ihrer Anwendung die Verbindung des Ich mit der Leiblichkeit.[27] Das passive Anhören von Musik zum Beispiel zieht das Ich aus der Leiblichkeit heraus – das kann man jederzeit am Gesichtsausdruck von Konzertbesuchern ablesen. Aber das Erinnern von Tonfolgen bringt das Ich wieder herein. – Die Beschäftigung mit den zahlenmäßigen und räumlichen Vorstellungen von Arithmetik und Geometrie versetzen das Ich herein in den Organismus, während geometrisches Zeichnen eine zu starke Abhängigkeit vom Organismus lockert. Überhaupt kommt das Kind durch Zeichnen und auch durch Schreiben etwas «außer sich», während es durch das Betrachten des Gezeichneten und Geschriebenen wieder «in sich» kommt. – Wird in der Geschichte so anschaulich und lebendig erzählt, dass das Kind einen starken Gemütsanteil nimmt, so kann es in die schwärmerische Richtung geraten. Demgegenüber bringt das Durchsetzen der Geschichte mit Ideen und großen Zusammenhängen das Kind wieder zu sich. – So kann jeder Unterrichtsgegenstand zum Heilfaktor werden, der regulierend auf das Zusammenspiel des kindlichen Ich mit seiner leiblichen Organisation einwirkt.

Die Wirkung dieses Zusammenspiels ist in feineren Symptomen durchaus auch der unmittelbaren Beobachtung zugänglich. Wird zum Beispiel das Gedächtnis zu stark beansprucht, so zeigt sich für eine sorgfältige Beobachtung, dass das Kind blässer wird. Bei fortschreitender Gedächtnisüberlastung können sich sogar Angstzustände entwickeln. Dagegen bessert sich die Gesichtsfarbe, wenn eine Zeitlang die Phantasie angeregt wird. – Umgekehrt kann Blutandrang zum Kopf, eine gerötete Gesichtsfarbe und Neigung zu Wutanfällen auf einer zu geringen Gedächtnisbeanspruchung beruhen. Die sorgfältige Beobachtung solcher feineren Zusammenhänge schult das gesundheitliche Verständnis.[28]

Die Stimmung im Unterricht hat eine eminent hygienische Bedeutung. Wenigstens einmal während der Stunde sollte der Lehrer die Kinder in eine humorvolle Stimmung bringen. Dadurch kommen sie etwas aus sich heraus, sie atmen seelisch aus. Und wenigstens einmal sollte eine gerührte Stimmung entstehen. Dadurch kommen sie in sich hinein, sie atmen seelisch ein.[29]

In solchen Maßnahmen wird das praktisch, was Rudolf Steiner als eine Aufgabe des Lehrers bezeichnete: das Lehren des richtigen Atmens.

Das sind augenblickliche Wirkungen des Unterrichts. Aber da der Lebenslauf als Ganzes einen gegliederten Zeitorganismus darstellt, dessen einzelne Abschnitte miteinander in verschiedenster Verbindung stehen, hat die Unterrichtsgestaltung einen tiefgehenden Einfluss auch auf spätere Lebensepochen, im positiven wie im negativen Sinne. Gesundmachende und krankmachende Einflüsse gehen aus von der Art, wie der Unterricht erteilt wird. Was seelisch im Schulkind veranlagt wird, hat tiefgehende Folgen für den Gesundheitszustand des Erwachsenen. Solche über großen zeitlichen Abstand miteinander verbundenen seelisch-leiblichen Zusammenhänge sind schwer aufzufinden und zu durchschauen. Aber sie sind grundlegend für ein wirkliches hygienisches Verständnis, weil dieses ein reales Miterleben des Zeitverlaufs voraussetzt.

Wie es Flüsse gibt, die im Boden versickern, um dann an anderer Stelle als ein neuer Fluss hervorzubrechen, so können auch die längst vergessenen und anscheinend völlig verschwundenen Einflüsse des Unterrichts nach vielen Jahren in ganz anderer Form wieder auftauchen als gesundheitliche Folge. Ein Teil des Donauwassers zum Beispiel versinkt bei Immendingen in Spalten und Klüften und kommt erst in elf Kilometer Entfernung bei Radolfzell als Aachquelle wieder zum Vorschein. Das ursprünglich ostwärts dem Schwarzen Meer zufließende Donauwasser strömt jetzt in entgegengesetzter Richtung mit dem Rhein westwärts. So hat auch die Richtung der gesundheitlichen Folgen des Unterrichts zunächst keine Ähnlichkeit mit ihrem lange zurückliegenden Ursprung.

Rudolf Steiner gibt eindrucksvolle Beispiele für solche Zusammenhänge. Wenn der Grammatikunterricht so erteilt wird, dass das Kind mit seinem Interesse nicht wirklich dabei ist, dann zieht es sich mit seinem Seelenleben aus den Stoffwechselvorgängen zurück. Daraus kann 15 bis 20 Jahre später eine Darmkrankheit werden.[30]

Tiefgehende Wirkungen hat auch das Lehrertemperament, dessen dauernder Einfluss sich über Jahre erstreckt. Was Rudolf Steiner darüber mitteilt, wirkt zunächst sehr überraschend. Der Unterricht eines acht- bis neunjährigen Kindes durch einen cholerischen Lehrer kann bei dem späteren Erwachsenen mit 45 bis 50 Jahren eine Stoffwechselkrankheit zur Folge haben. Wenn dieser sich dann in ärztliche Behandlung begibt, so ist es für den Arzt eine kaum lösbare Aufgabe, die eigentliche Krankheitsursache herauszufinden. – Nervosität und Neurasthenie im späteren Lebensalter können darauf beruhen, dass der Betreffende als Kind einen phlegmatischen Lehrer hatte. – Eine mit 40 bis 45 Jahren auftretende Störung der Herztätigkeit geht unter Umständen auf den Schulunterricht eines melancholischen Lehrers zurück. – Ein sanguinischer Unterricht schließlich kann sich später als Mangel an Vitalität und Lebensfreude auswirken.[31] Wie soll man solche Zusammenhänge verstehen? Sollte man nicht viel eher erwarten, dass zum Beispiel der Unterricht eines phlegmatischen Lehrers einen beruhigenden Einfluss ausübt, anstatt Nervosität hervorzurufen?

Es gibt für den Erwachsenen eine Möglichkeit, diese Zusammenhänge zwischen Temperament und gesundheitlicher Folge in ihren ersten Andeutungen wie an einem Modellfall zu erleben. Wenn er nämlich an einer Konferenz teilnimmt, so wird er bald bemerken, dass die endlosen und umständlichen Ausführungen eines phlegmatischen Teilnehmers ihn keineswegs beruhigen, sondern im Gegenteil immer nervöser machen. – Verlässt dann ein Choleriker zornentbrannt die Konferenz, indem er hinter sich die Tür ins Schloss schmettert, so spürt der Dabeisitzende diesen Schock manchmal wirklich bis in die Stoffwechselvorgänge. – Eine melancholische Darstellung kann so bedrückend wirken, dass es dem Angesprochenen tatsächlich eng ums Herz wird. – Und der Bericht eines Sanguinikers, der nie beim Thema bleibt und ständig von einem Gegenstand zum anderen springt, ermattet schließlich den Zuhörer.

Selbstverständlich sind die von Rudolf Steiner angegebenen – und hier in dem Modellbeispiel veranschaulichten – negativen Wirkungen des Lehrertemperaments nur dann gegeben, wenn der Lehrer sein Temperament schießen lässt, während die unter Selbstkontrolle gehaltenen Temperamentskräfte in gleichem Maße positive Wirkungen ausüben können. Der Lehrer und seine Maßnahmen wirken auf das Kind wie die Arznei auf den Kranken, und wie das Medikament einer sorgfältigen pharmazeutischen Zubereitung und genauer Dosierung bedarf, so gilt genau das Gleiche in übertragenem Sinne auch für die vom Lehrer ausgehenden Wirkungen. Weiß man von solchen Wirkungen, so kann man sie bewusst handhaben und anwenden.

Es ist erstaunlich, wie groß der zeitliche Abstand zwischen dem Schulunterricht und seinen gesundheitlichen Auswirkungen im Erwachsenenalter sein kann. Noch größer ist der Abstand von solchen Einflüssen, die das Kind im Vorschulalter treffen, und ihren späteren positiven oder negativen Folgen. Was am frühesten in die kindliche Seele hineingelegt worden ist, zeigt seine Wirkung am spätesten. Menschen, die als kleine Kinder wirklich beten lernen, können im hohen Alter die Gabe des Segnens haben. Lebensanfang und Lebensende korrespondieren miteinander. Dabei wirkt die Lebensmitte (35 Jahre) als eine Art Spiegelungsachse. Wie wir schon bei bestimmten Krankheitszuständen sahen, dass sie sich in Gebiete auseinanderlegen, die räumlich völlig getrennt und doch innerlich zusammenhängend sind, so ist auch der Lebenslauf nicht nur ein in der Zeit verlaufendes Kontinuum, sondern auch da gibt es Beziehungen zwischen zeitlich weit voneinander entfernten Lebensabschnitten. Solche wesensmäßigen Korrespondenzen überspringen Zeit und Raum. Sie werden weder durch räumliche noch durch zeitliche Abstände aufgehoben.

In den ersten drei Jahrsiebenten arbeitet das Ich an den

nacheinander zur Geburt kommenden Hüllen des kindlichen Wesens, am physischen Leib, am Ätherleib und am Astralleib. Dabei wird es in der verschiedensten Weise, wie wir sahen, durch Erziehungseinflüsse bestimmt. Es sind die Jahre des körperlichen Wachstums. Die Entwicklung ist leibgerichtet (inkarnierend), und ihre Epochen werden durch leibliche Merkmale – Zahnwechsel, Geschlechtsreife – markiert.[32]

Im ersten Jahrsiebent wendet sich das Ich der physischen Leiblichkeit zu und arbeitet diese um, sodass sie immer mehr zum geeigneten Instrument für die kindliche Wesenheit wird. Das zeigt sich vor allem in den Kinderkrankheiten, die für dieses Lebensalter charakteristisch sind. Die typischen Kinderkrankheiten – zum Beispiel Masern oder Scharlach – gehen mit einem Ausschlag einher, der zur Abschuppung führt. Das Kind bekommt eine neue Haut. Was aber so in der Erneuerung der Körperoberfläche, in der äußeren Körperform, zum Ausdruck kommt, das durchdringt als verstärkte Durchformung das ganze Kind. In der Fieberwärme hat das Ich etwas wie eine gewaltige Willensanstrengung unternommen, deren Resultat eben die Durchgestaltung der Leiblichkeit ist.

Wie die pädagogischen Einflüsse gesundheitliche Folgen im späteren Leben haben, so können auch die Kinderkrankheiten zu einer gesundheitlichen Konsequenz – und zwar zu einer günstigen! – im weiteren Lebensverlauf führen. Menschen, die eine Kinderkrankheit durchgemacht haben, sind im späteren Lebensalter weniger gefährdet, an Krebs zu erkranken, als solche, die keine

Kinderkrankheiten durchgemacht haben. Das geht aus verschiedenen Nachuntersuchungen hervor.[33]

Im zweiten Jahrsiebent setzt sich das Ich mit den Wachstumskräften auseinander, die jetzt eine Verwandlung eingehen. Ein Teil dieser Kräfte wird zu Denkkräften und äußert sich in der jetzt einsetzenden Lernfähigkeit. Das Kind wird schulreif. Es lernt Lesen und Schreiben. Greift das Ich nicht genügend ein, um die freigewordenen Wachstumskräfte ihrer neuen Aufgabe zuzuführen, so treten Schreib- und Lesestörungen auf, die als Legasthenie bezeichnet werden. Durch Umstellungen und Vertauschungen von Buchstaben kommt es zu eigenartigen Symmetrie-Erscheinungen, die an Wachstumsgesetzmäßigkeiten erinnern, aber dem Verlauf des Lesens und Schreibens widersprechen.

Das direkte Üben des Lesens und Schreibens hat dabei wenig Erfolg. Hilfreich ist alles, was die Aktivität des Ich verstärkt, vor allem eurythmische Bewegungsübungen.[34]

Mit der Pubertät wird eine entscheidende Schwelle überschritten. Die Erdenreife – so nannte Rudolf Steiner das, was sonst einseitig als Geschlechtsreife bezeichnet wird – wird erreicht, und der Eintritt in die Erdenverhältnisse löst eine mehr oder weniger bewusste Proteststimmung aus. Die Geburt des Astralleibes lässt die Welt der Gefühle in starken Emotionen aufschäumen. Was sich seelisch in Opposition, Ablehnung, tobendem und ungebärdigem Verhalten auslebt, kann auch zur körperlichen Krise, zur Krankheit werden. In der Pubertätsmagersucht wird die Ablehnung der Erdenverhältnisse körperlich sichtbar.

Diese Krankheit beginnt mit Appetitlosigkeit, bis allmählich die Nahrung fast völlig verweigert wird. Die Kinder, es sind fast immer Mädchen, wehren sich mit aller Kraft gegen das Erwachsenwerden und versuchen durch radikales Fasten die Ausbildung weiblicher Körperformen zu verhindern. Das kann zu lebensgefährlichen Zuständen, ja bis zu Todesfällen führen. Der radikalen Ablehnung der Inkarnation, die sich in solchen Erscheinungen ausspricht, kann vorgebeugt werden, wenn der Inkarnationswille im vorangehenden Schulalter in der hier geschilderten Weise durch geeignete Unterrichtsmaßnahmen gefördert wird.

## Selbsterziehung und seelische Entwicklung

Die Entwicklung geht weiter, auch wenn das körperliche Wachstum abgeschlossen ist. In den folgenden drei Jahrsiebenten (21–42 Jahre) entwickelt sich das seelische Leben. Noch einmal werden die drei Hüllen der menschlichen Wesenheit in aufeinanderfolgenden Metamorphosen durchgearbeitet, diesmal auf einer höheren, seelischen Ebene. Hier ist es das Jahr der endgültigen Ich-Geburt, das 21. Lebensjahr, das als Spiegelungsachse wirkt. Es ergeben sich Beziehungen zwischen dem 3. (14–21 Jahre) und dem 4. (21–28 Jahre) Jahrsiebent, zwischen dem 2. (7–14 Jahre) und dem 5. (28–35 Jahre) Jahrsiebent und zwischen dem ersten Jahrsiebent und dem 6. (35–42 Jahre) Jahrsiebent.

Im 4. Jahrsiebent (21–28 Jahre) setzt sich die Betonung des Gefühlslebens fort, die schon das 3. Jahrsiebent kennzeichnete, aber sie wird durch das stärker in Erscheinung tretende Ich gesteuert. Die irdischen Verhältnisse werden jetzt bewusst in eigener Lebensgestaltung ergriffen. Der Mensch ist mündig geworden und voll für seine Taten verantwortlich. – In diesem Lebensalter der «Empfindungsseele» wird die Gemeinschaft mit Gleichaltrigen zu einem wichtigen Entwicklungsfaktor.

Was sich in der zweiten Lebensepoche elementar in Lernfähigkeit und Schulreife äußerte, verwandelt sich im 5. Jahrsiebent (28–35 Jahre) in die Fähigkeit, Beruf und Leben planend zu durchdenken und zu ordnen. Das Seelenleben verinnerlicht sich und verarbeitet die gemachten Erfahrungen und Erlebnisse. Das ist es, was Rudolf Steiner als «Verstandes- oder Gemütsseele» bezeichnet hat.

Beim Anblick eines selbstvergessen mit seinem Spiel beschäftigten Kleinkindes kann es zum unmittelbaren Erlebnis werden, wie das kleine Kind gewissermaßen im Mittelpunkt der Welt steht, nach allen Seiten unbewusst nachahmend, was ihm die Umwelt zuströmt, und seinen Leib danach gestaltend.

Dieses Mittelpunktsereignis des ersten Jahrsiebents kehrt sich im 6. Jahrsiebent (35–42 Jahre) um. Der Mittelpunkt ist nicht mehr Ziel der Umweltkräfte, sondern er wird zum Zentrum, von dem aus der Wille gestaltend in die Welt eingreift. Jetzt muss der Mensch die Mitte seines eigenen Wesens finden. Damit erfasst er sich in diesem Lebensalter der «Bewusstseinsseele» zugleich als Glied einer geistigen Welt. Und von hier aus kann dann die Entwicklung weitergehen in die anschließende Zeit geistiger Entfaltung. Diese lässt sich nicht mehr in der bisherigen Weise in differenzierte und genaue Stadien einteilen. Von der Lebensmitte an geht die Entwicklung immer mehr in eine Exkarnationstendenz über. Das äußert sich einerseits im Nachlassen der leiblichen Funktionen, gibt aber andererseits auch die Gelegenheit, eine «Altersweisheit» auszubilden. Das Ich, das von Anfang an hinter der menschlichen Entwicklung stand und in immer neuen Ansätzen erst mehr leiblich und dann mehr seelisch gestaltend gewirkt hat, wird jetzt in stärkster Weise zum entscheidenden Faktor, der sich mit den zunehmenden Schwierigkeiten des Alters auseinandersetzt.

Für die seelische und geistige Entwicklung gilt weiterhin der Satz, *«dass das menschliche Leben, indem es von der Geburt bis zum Tode verläuft, nach einem Prozess verläuft, der ganz identisch ist mit einem Krankheitsprozess».* In der immer wieder neu erfolgenden Auseinandersetzung des Ich mit seinen Hüllen aber liegt die Kraft, die heilend diesem Krankheitsprozess gegenübersteht. Die Selbsterziehung tritt an die Stelle der Erziehung.

Wird das Ich selber schwach und unsicher, indem der Mensch am Sinn des Lebens verzweifelt, so fällt der wesentliche Heilfaktor fort und die «Lebenskrankheit» macht sich bemerkbar; zunächst seelisch als Lebensunsicherheit, Zweifel, Resignation und später auch in eigentlichen Krankheitsformen. Hier hat die anthroposophische Geisteswissenschaft, welche Licht in die verborgenen Seiten des Lebens bringt, auch eine hygienische Aufgabe. «Ein Erkennen, welches das Verborgene offenbar macht, ist geeignet, alle Hoffnungslosigkeit, alle Lebensunsicherheit, alle Verzweiflung, kurz alles dasjenige zu überwinden, was das Leben schwächt und es unfähig zu dem ihm notwendigen Dienste im Weltganzen macht. Das ist die schöne Frucht geisteswissenschaftlicher Erkenntnisse, dass sie dem Leben Stärke und Festigkeit und nicht allein der Wissbegierde Befriedigung geben.»[35]

Alles, was die Aktivität des Ich fördert, stärkt zugleich seinen heilenden Impetus. Das gilt vor allem für die künstlerische Therapie, welche die schöpferischen Kräfte zur Betätigung aufruft. Wie das Ich im künstlerischen Medium nach außen gestaltet – in der Farbe, im plastischen Material, im musikalischen Ton, in der Sprache, in der Bewegung –, so gestaltet es zugleich nach innen an seinen Hüllen. Dabei bestehen ganz konkrete Beziehungen zu den einzelnen Wesensgliedern, wobei aber letzten Endes immer das Ich als eigentlicher Entwicklungsimpuls dahintersteht.

Soll der Ätherleib zu stärkerer Gestaltung bis in die Leiblichkeit angeregt werden, so ist das Plastizieren angezeigt. Soll die Gestaltungskraft in das Seelische zurückgenommen werden, dann hilft das Leben in der Farbe beim Malen mit Wasserfarben. Noch verinnerlichter ist die Wirkung der Musik, die aber andererseits auch bis in Blutzirkulation und Blutdruck hinein wirkt. Die stärkste Wirkung auf das Ich selber hat die Sprachgestaltung. In der Eurythmie schließlich, die in ihrer Ausgestaltung als Heileurythmie die verschiedensten Krankheitsindikationen hat, haben wir so etwas wie eine Zusammenfassung aller Künste.[36]

Die direkte und indirekte Aktivierung des Ich durch die künstlerische Therapie erweist sich als wirkungsvoll bei den verschiedensten gesundheitlichen Störungen. Diese Wirkung kommt aber an eine Grenze, wenn es sich um eigentliche Krankheiten handelt. Da ist dann die ärztliche Behandlung angezeigt.

Erziehung und Selbsterziehung im weitesten Sinne – wozu hier auch die künstlerische Therapie gerechnet wird – greifen in die gesundheitlichen Verhältnisse des menschlichen Lebens ein. Das komplizierte Gewebe von Gesetzmäßigkeiten, das dabei zugrunde liegt, haben wir an einigen Beispielen erläutert. Im Handhaben solcher Gesetzmäßigkeiten kann sich bei Erziehern und Therapeuten eine Art praktischer Lebensweisheit auf diesem Gebiet entwickeln, die noch nicht die hygienische okkulte Fähigkeit selber ist, aber den Weg für ihr Erscheinen vorbereitet.

## Die drei künftigen okkulten Fähigkeiten

Diese hygienische okkulte Fähigkeit wird bei den Menschen der mitteleuropäischen Gegenden auftreten, wie Rudolf Steiner angegeben hat. Im Westen wird sich eine andere Fähigkeit entwickeln, die mechanische okkulte Fähigkeit. Diese äußert sich darin, dass durch von Menschen ausgehende Wirkungen Motoren in Bewegung gesetzt werden. Die menschlichen Lebenskräfte wirken auf diese Weise in leblose Zusammenhänge hinein. – Aus der Menschheit des Ostens wird die eugenetische okkulte Fähigkeit hervorgehen, die es möglich macht, Konzeption und Geburt im Einklang mit Sternkonstellationen so einzurichten, dass bestimmte Individualitäten sich verkörpern können. Übermenschliche Bereiche werden damit angesprochen.[37]

Man kann sich vorstellen, dass solche umwälzenden neuen Fähigkeiten große Veränderungen in der Menschheit auf politischem und sozialem Felde hervorrufen müssen. Das Energieproblem, die gesundheitspolitischen Verhältnisse, der Ruf nach schöpferischen Persönlichkeiten, alle diese drängenden Fragen erscheinen in einem neuen Licht. Aber diese Entwicklung ist nicht ohne Risiko. Die vermehrte maschinelle Potenz ließe sich zu ungerechtfertigter politischer und sozialer Machtentfaltung missbrauchen, die neuen gesundheitlichen Möglichkeiten könnten auch zu schädlichen Eingriffen verführen. Und das Gebiet von Konzeption und Geburt ist ganz besonders gefährdet, in dunkle Machenschaften abzugleiten.

Durch die hygienische okkulte Fähigkeit, mit der wir uns hier beschäftigen, wendet sich der Mensch dem Menschen zu. Sie wird, wie ausgeführt, in Mitteleuropa als angeborene Veranlagung auftreten. Damit aber diese Fähigkeit wirklich herauskommt, muss ihr eine persönliche Bemühung entgegenkommen, die aus der Einsicht in den Zusammenhang von Krankheit und Lebenslauf hervorgeht. Auf diese Weise können unter Umständen auch Menschen der angrenzenden Regionen, die keine ursprüngliche Veranlagung dazu haben, sich diese Fähigkeit aneignen.

Die zwei Formen, in denen sich die Einsicht aussprechen lässt, auf die es hier ankommt, beziehen sich auf die beiden Aspekte des hygienischen Okkultismus. Der medizinische Aspekt, der sich auf eine vertiefte Krankheitsauffassung gründet, wendet sich der schon manifest gewordenen Krankheit zu. Die Einsicht, dass die Krankheit ein verdichteter und abgewandelter Lebenslauf ist, ermöglicht es, die Krankheit von innen her zu erfassen und sich in den Krankheitszustand eines anderen Menschen zu versetzen.

Der pädagogische Aspekt geht aus der Einsicht hervor, dass das menschliche Leben identisch ist mit einem Krankheitsprozess. Diese hygienische Auffassung des Lebenslaufs macht es möglich, sich vorbereitende Krankheitstendenzen prophylaktisch zu behandeln. Der Überblick über die gesundmachenden und krankmachenden Kräfte gibt die Gelegenheit, die heilenden Faktoren für den jeweils gegebenen Lebensabschnitt zu finden.

*«Diese hygienische okkulte Fähigkeit ist auf dem guten Wege und wird verhältnismäßig nicht lange auf sich warten lassen.»*[38] Eine neue Fähigkeit will herein in die Menschheit. Indem wir den medizinischen und den pädagogischen Aspekt des hygienischen Okkultismus pflegen, bewegen wir uns ihr entgegen. Es ist eine Konsequenz der Zeitsituation, dass der Mensch dieses Neue nicht nur als ein Gegebenes übernehmen kann, sondern dass er aus Einsicht an seiner Realisierung mitwirken muss.

Der neue Schritt in der Menschheitsevolution verlangt, dass man ihn vorbereitet und ihm mit Bewusstheit entgegengeht. In der durch Geisteswissenschaft erweiterten

Heilkunst, in der Pädagogik und Heilpädagogik Rudolf Steiners, in der künstlerischen Therapie und in anderen heilenden Bestrebungen, die aus der Anthroposophie hervorgehen, kann man die Vorboten erblicken, die den Boden für die sich ankündigende neue Fähigkeit des hygienischen Okkultismus vorbereiten.

# Anhang

*Wegen der außerordentlichen Bedeutung der drei künftigen Fähigkeiten werden hier Wortlaute Rudolf Steiners zu diesem Thema aus dem Vortrag vom 1. Dezember 1918*[39] *angefügt. Rudolf Steiner betont, dass die bevorstehende Entwicklung dieser Fähigkeiten in gewissen Geheimgesellschaften des Westens durchaus bekannt sei, während in der Mitte und im Osten kein Wissen darüber vorhanden ist.*

«Ich muss Ihnen diese dreifachen Fähigkeiten, von denen jeder Wissende innerhalb dieser geheimen Zirkel spricht und die sich in der Menschennatur entwickeln werden, in folgender Weise plausibel machen. Erstens sind es die Fähigkeiten zum sogenannten materiellen Okkultismus. Durch diese Fähigkeit – und das ist gerade das Ideal der britischen Geheimgesellschaften – sollen gewisse, heute der Industrialisierung zugrunde liegende soziale Formen auf eine ganz andere Grundlage gestellt werden. Es weiß jedes wissende Mitglied dieser geheimen Zirkel, dass man einfach durch gewisse Fähigkeiten, die heute noch beim Menschen latent sind, die sich aber entwickeln, mit Hilfe des Gesetzes der zusammenklingenden Schwingungen in großem Umfange Maschinen und maschinelle Einrichtungen und anderes in Bewegung setzen kann. Eine kleine Andeutung finden Sie in dem, was ich in meinen Mysteriendramen an die Person des Strader geknüpft habe.

Diese Dinge sind heute im Werden. Diese Dinge werden innerhalb jener geheimen Zirkel auf dem Gebiete des materiellen Okkultismus als ein Geheimnis gehütet. Motoren gibt es, welche dadurch, dass man die betreffende Schwingungskurve kennt, durch sehr geringfügige menschliche Beeinflussung in Tätigkeit, in Betrieb gesetzt werden können. Dadurch wird es möglich sein, vieles, wozu man heute Menschenkräfte braucht, durch rein mechanische Kräfte zu ersetzen. Heute ist es schon so, dass die Menschen auf der Erde vierzehnhundert Millionen sind; aber es wird nicht bloß Arbeit geleistet von diesen vierzehnhundert Millionen – ich habe das einmal hier ausgeführt –, sondern es wird so viel Arbeit geleistet auf rein mechanische Weise, dass man sagen kann, die Erde ist heute eigentlich von zweitausend Millionen Menschen bevölkert; die anderen sind eben einfach Maschinen; das heißt, würde die Arbeit, welche von Maschinen geleistet wird, durch Menschen geleistet werden müssen ohne Maschinen, so müssten sechshundert Millionen mehr Menschen auf der Erde leben. Aber man wird, wenn das, was ich jetzt vor Ihnen mechanischen Okkultismus nenne, in das Gebiet der praktischen Wirksamkeit tritt, was ein Ideal jener geheimen Zentren ist, man wird nicht nur für fünf- oder sechshundert Millionen Menschen Arbeit leisten können, sondern man wird für tausend und mehr Millionen Menschen Arbeit leisten können. Dadurch wird die Möglichkeit gegeben sein, dass innerhalb des Gebietes der englisch sprechenden Bevölkerung neun Zehntel der Menschenarbeit unnötig wird. Aber der mechanische Okkultismus macht möglich nicht nur, dass man neun Zehntel der Arbeit, die heute noch von Menschenhänden geleistet wird, entbehren kann, sondern er macht es auch möglich, dass man jede aufständische Bewegung der dann unbefriedigten Menschenmasse paralysieren kann. Die Fähigkeit, nach dem Gesetze der ineinanderklingenden Schwingungen Motoren in Bewegung zu setzen, diese Fähigkeit wird sich gerade in ausgiebigem Maße bei der britischsprechenden Bevölkerung entwickeln. Das weiß man in jenen geheimen Zirkeln. Damit rechnet man als mit demjenigen, was einem noch im Laufe des fünften nachatlantischen Zeitraums die Übermacht über die übrige Erdenbevölkerung geben wird.

Aber man weiß in jenen Kreisen noch etwas anderes. Man weiß, dass es zwei andere Fähigkeiten gibt, die sich auch entwickeln werden. Und eine Fähigkeit wird sich entwickeln, die ich nennen möchte die eugenetische Fähigkeit. Und diese eugenetische Fähigkeit wird sich vorzüglich entwickeln bei den Menschen des Ostens, bei den Menschen Russlands und des asiatischen Hinterlandes. Und auch das weiß man in jenen geheimen Zirkeln des Westens, dass dieser eugenetische Okkultismus sich nicht aus den angeborenen Anlagen der britischsprechenden Bevölkerung heraus entwickeln wird, sondern aus den angeborenen Anlagen gerade der asiatischen und russischen Bevölkerung. Man kennt diese Tatsachen in den geheimen Zirkeln des

Westens, und man rechnet damit. Man zählt mit ihnen als mit gewissen Impulsen, welche in der Entwicklung der Zukunft tätig sein müssen. Eugenetische Fähigkeit nenne ich die Heraushebung der Menschenfortpflanzung aus der bloßen Willkür und dem Zufall. Innerhalb der Bevölkerung des Ostens wird sich nämlich ein instinktiv helles Wissen entwickeln, welches Kenntnis davon haben wird, wie mit gewissen kosmischen Erscheinungen parallel laufen müssen die Gesetze der Population, die Gesetze der Bevölkerung; wie man, wenn man im Einklang mit gewissen Sternkonstellationen die Empfängnis einrichtet, dadurch Veranlassung gibt, gut gearteten oder übel gearteten Seelen den Zugang zur Erdenverkörperung zu verschaffen. Nur diejenigen Menschen, welche die Rassenfortsetzung, die Blutsfortsetzung der asiatischen Bevölkerung bilden, werden die Fähigkeit erlangen können, einfach im Einzelnen zu schauen, wie das, was heute chaotisch, nach Willkür, über die Erde hin wirkt – Konzeption, Geburt –, im Einklange mit den großen Gesetzen des Kosmos im einzelnen, konkreten Falle zu machen ist. Da nützen nämlich abstrakte Gesetze nichts, sondern was da erworben wird, ist eine konkrete Fähigkeit, die im einzelnen Falle wissen wird: jetzt darf eine Konzeption sein oder jetzt darf keine Konzeption sein.

Dieses Wissen, welches in der Lage sein wird, vom Himmel herunter die Impulse zu holen für Moralisierung oder Demoralisierung der Erde durch die Natur des Menschen selbst, diese besondere Fähigkeit entwickelt sich als eine Fortsetzung der Blutsfähigkeit bei den Rassen des Ostens, und ich nenne das, was da als Fähigkeit sich entwickelt, eugenetischen Okkultismus. Das ist die zweite Fähigkeit, welche verhindern wird, dass die Evolution der Menschheit mit Bezug auf Konzeption und Geburt bloß nach Willkür, mehr oder weniger durch Zufall in der Welt verläuft. Und jetzt sehen Sie auf die ungeheure soziale Folge, auf den ungeheuren sozialen Impuls, der damit hereinkommt! Diese Fähigkeiten sind latent. Man weiß gut in jenen geheimen Zirkeln der britischsprechenden Bevölkerung, dass diese Fähigkeiten sich bei der Bevölkerung des Ostens entwickeln werden. Man weiß, dass man sie selber in seinen durch die Geburt vermittelten Anlagen nicht haben wird. Man weiß, dass die Erde ihr Ziel nicht erreichen könnte, nicht von der Erde zum Jupiter hinüberkommen könnte, ja dass sogar schon verhältnismäßig bald die Erde von ihrem Ziele sich abwenden würde, wenn nur mit den Kräften des Westens gearbeitet würde. Wenn nur mit den mechanischen okkulten Fähigkeiten des Westens gearbeitet würde, dann würde allmählich eine seelenlose Bevölkerung im Westen sich allein entwickeln können, eine Bevölkerung, welche so seelenlos wie möglich werden würde. Das weiß man. Daher strebt man an, innerhalb des eigenen Kreises dasjenige, was man entwickeln kann durch seine Fähigkeiten, zu entwickeln: den mechanischen Okkultismus; und man strebt an, zu beherrschen diejenige Bevölkerung, welche den eugenetischen Okkultismus entwickelt. Jeder Wissende in den Zirkeln des Westens sagt: Es ist notwendig, dass wir zum Beispiel Indien beherrschen, aus dem Grunde, weil nur in der Fortsetzung desjenigen, was aus indischen Leibern kommt – wenn es sich mit dem verbindet, was im Westen nach ganz anderer Richtung hin, nach der Richtung des nur mechanischen Okkultismus geht –, Körper entstehen, in denen sich zukünftig Seelen verkörpern können, die die Erde zu ihren künftigen Entwicklungsstadien hinübertragen. Die englischsprechenden Okkultisten wissen, dass sie verzichten müssen auf die Leiber, welche aus ihrer eigenen Volksgrundlage heraus kommen, und sie streben danach, die Herrschaft über eine Bevölkerung zu haben, welche Leiber liefern wird, mit Hilfe welcher die Entwicklung der Erde in die Zukunft hinausgetragen werden kann.

Die amerikanischen Okkultisten wissen, dass sie nur, wenn sie von sich aus dasjenige pflegen, was innerhalb der russischen Bevölkerung sich an Leibern der Zukunft durch die eugenetisch okkulte Anlage entwickelt, wenn sie das beherrschen, sodass allmählich eine soziale Verbindung zwischen ihren absterbenden Rasseeigentümlichkeiten und den aufkeimenden psychischen Rasseeigentümlichkeiten des europäischen Russland zustande kommt, dass sie nur dann in die Zukunft hinübertragen können, was sie hinübertragen wollen.

Von einer dritten Fähigkeit, die heute latent ist und die sich entwickeln wird, muss ich Ihnen sprechen. Es ist diejenige, die ich nennen möchte die hygienische okkulte Fähigkeit. Nun haben wir alle drei: die materielle okkulte Fähigkeit, die eugenetische okkulte Fähigkeit und die hygienische okkulte Fähigkeit. Diese hygienische okkulte Fähigkeit ist auf dem guten Wege und wird verhältnismäßig nicht lange auf sich warten lassen. Diese Fähigkeit wird einfach durch die Einsicht reifen, dass das menschliche Leben, indem es von der Geburt bis zum Tode verläuft, nach einem Prozess verläuft, der ganz identisch ist mit einem Krankheitsprozess. Krankheitsprozesse sind nämlich nur spezielle und radikale Umbildungen des ganz gewöhnlichen, normalen Lebensprozesses, der zwischen Geburt und Tod verläuft, nur dass wir in uns nicht nur die krankmachenden Kräfte tragen, sondern auch die gesundmachenden Kräfte. Und diese gesundmachenden Kräfte, das weiß jeder Okkultist, sind ganz genau dieselben wie diejenigen, welche man dann anwendet, wenn man sich okkulte Fähigkeiten erwirbt, indem man diese Kräfte in Erkenntnisse umwandelt. Die dem menschlichen Organismus innewohnende Heilkraft in Erkenntnis umgewandelt gibt eben okkulte Erkenntnisse.

Es weiß nun wiederum jeder Wissende in den westlichen Zirkeln, dass in Zukunft die materialistische Medizin keinen Boden haben wird. Denn in dem Augenblicke, wo sich die hygienisch-okkulten Fähigkeiten entwickeln, wird man nicht eine äußere materielle Medizin brauchen, sondern es wird die Möglichkeit da sein, jene Krankheiten, die nicht durch karmische Ursachen entstehen und deshalb unbeeinflussbar sind, auf psychischem Wege prophylaktisch zu behandeln, zu verhüten. Es wird sich alles in dieser Beziehung ändern. Das erscheint heute noch wie eine bloße Phantasie, aber das ist etwas, was sogar sehr bald kommen wird.

Nur liegt die Sache so, dass diese drei Fähigkeiten nicht

etwa gleichmäßig über alle Bevölkerung der Erde kommen. Sie haben ja schon die Differenzierung gesehen. Diese Differenzierung hat natürlich nur etwas zu tun mit den Leibern, nicht mit den Seelen, die ja immer von Rasse zu Rasse und von Volk zu Volk gehen; aber mit den Leibern hat sie sehr viel zu tun, diese Differenzierung. Aus den Leibern der englischsprechenden Bevölkerung kann niemals herauskommen die Fähigkeit, durch Geburt eugenetisch-okkulte Fähigkeiten in Zukunft zu entwickeln. Sie werden angewendet werden gerade im Westen, aber dadurch angewendet werden, dass man Ostländer beherrschen wird und Ehen herbeiführen wird zwischen den Menschen des Westens und den Menschen des Ostens; dass man benützen wird dasjenige, was man nur von den Menschen des Ostens erfahren kann.

Für die hygienisch-okkulten Fähigkeiten sind besonders veranlagt die Menschen der Mittelländer. Und die Sache liegt so, dass die englischsprechende Bevölkerung nicht durch die Geburtsanlage die hygienisch-okkulten Fähigkeiten erlangen kann, dass sie aber im Laufe der Zeit in der Entwickelung zwischen Geburt und Tod sich diese Fähigkeiten erwerben kann. Da können sie erworbene Eigenschaften werden. Und bei der Bevölkerung ungefähr östlich vom Rhein bis nach Asien hinein werden sie durch die Geburt vorhanden sein. Und wiederum ist es so, dass die Bevölkerung der Mittelländer die eugenetisch-okkulte Anlage nicht unmittelbar erwerben kann durch Geburt, aber sie im Laufe des Lebens sich aneignen kann, wenn sie in die Lehre geht bei den Menschen des Ostens. So werden diese Fähigkeiten verteilt sein. Die Menschen des Ostens werden gar keine Fähigkeit haben zum materiellen Okkultismus; sie werden ihn nur empfangen können, wenn man ihn ihnen gibt, wenn man ihn nicht vor ihnen geheim hält. Und man kann immer die Mittel finden, ihn geheim zu halten, besonders wenn die andern so töricht sind, an die Dinge nicht zu glauben, die jemand sagt, der einmal in der Lage ist, in diese Dinge ungefähr hineinzuschauen. Die Menschen also des Ostens und die Menschen der Mittelländer werden den materiellen Okkultismus vom Westen erhalten müssen. Sie werden die Segnungen eben erhalten – die Produkte. Der hygienische Okkultismus, er wird sich vorzugsweise in den Mittelländern entwickeln, der eugenetische in den Ostländern. Aber eine Kommunikation wird zwischen den Menschen stattfinden müssen. Das ist etwas, was in die sozialen Impulse der Zukunft aufgenommen werden muss; das ist etwas, was notwendig macht, dass die Menschen einsehen: sie können über die ganze Erde hin in der Zukunft nur noch als Gesamtmenschheit leben. Denn wollte der Amerikaner nur als Amerikaner leben, so würde er zwar den höchsten materiellen Effekt erreichen können, aber er würde sich dazu verdammen, niemals über die Erdenentwicklung hinauskommen zu können. Er würde sich dazu verdammen, wenn er nicht die sozialen Beziehungen zum Osten suchte, als Seele nach irgendeiner Inkarnation in das Erdengebiet gebannt zu werden und nur innerhalb des Erdengebietes zu spuken. Die Erde würde herausgehoben werden aus ihrem kosmischen Zusammenhange, und es würden alle diese Seelen spuken müssen. Der Mensch des Ostens hingegen würde, wenn er nicht aufnehmen würde mit seinen eugenetisch-okkulten Fähigkeiten das, was zur Erde niederzieht, den Materialismus des Westens, die Erde verlieren. Er würde bloß in irgendeine psychisch-spirituelle Entwickelung hineingezogen werden, und er würde die Erdenentwickelung verlieren; die Erde würde gleichsam unter ihm versinken, er würde die Früchte der Erdenentwickelung nicht haben können.

Vertrauen unter den Menschen im tief innersten Sinn muss eintreten. Das zeigt gerade diese merkwürdige Menschenentwickelung der Zukunft. Es liegt durchaus im vernünftigen Sinn der Zentren des Westens, die Dinge nur so zu pflegen, wie sie sie pflegen können. Es ist nicht an den Menschen des Westens, auf dasjenige besonders zu sehen, was sich im Osten entwickelt von dem Gesichtspunkte der Menschen des Ostens aus; was sich bei andern entwickelt, das muss den andern überlassen bleiben. Das ist es, was man sich recht, recht tief in die Seelen schreiben soll, dass hier ein Punkt erreicht ist, wo Schuld oder Unschuld oder dergleichen Begriffe überhaupt ihre Bedeutung verlieren, wo es sich darum handelt, die Dinge im allertiefsten Sinne voll ernst zu nehmen, weil sie ein Wissen enthalten, das allein geeignet ist, in die Lenkung der Menschheit in der Zukunft überzugehen.

Es ist sehr wichtig, diese Dinge in einer gewissen Art zu betrachten. Denn bedenken Sie, dass über die Erde hin, differenziert nach den verschiedenen Menschen, nach den Menschen des Westens, der Mittelländer und des Ostens, sich dreierlei okkulte Fähigkeiten entwickeln, die sich gewissermaßen verschlingen, und zwar so sich ineinanderschlingen, dass der Mensch des Westens Anlage hat zum materiellen Okkultismus von der Geburt, aber sich erwerben kann hygienischen Okkultismus; dass der Mensch der Mittelländer vorzugsweise durch die Geburt Anlage hat für den hygienischen Okkultismus, dass er sich aber erwerben kann, wenn man sie ihm gibt, vom Westen her den materiellen, vom Osten her den eugenetischen Okkultismus; dass der Mensch des Ostens von der Geburt Anlage hat für den eugenetischen Okkultismus, dass er sich aber erwerben kann, von den Mittelländern aus, den hygienischen Okkultismus. Diese Fähigkeiten treten differenziert über die Menschheit der Erde verteilt auf, aber zu gleicher Zeit so, dass sie sich verschlingen. Und durch die Verschlingungen wird eben das zukünftige soziale Gemeinschaftsband über die ganze Erde bedingt sein.»

# Anmerkungen


1 Rudolf Steiner, Das Prinzip der spirituellen Ökonomie im Zusammenhang mit Wiederverkörperungsfragen. GA 109/111. Vortrag vom 3. Juni 1909 in Budapest, 2. Aufl., Dornach 1979.

2 Rudolf Steiner, Zeitgeschichtliche Betrachtungen – Das Karma der Unwahrhaftigkeit, Erster Teil. GA 173, Vortrag vom 24. Dezember 1916 in Dornach, Dornach 1978.

3 Rudolf Steiner, Die sozialen Grundforderungen unserer Zeit – In geänderter Zeitlage. GA 186, Vortrag vom 1. Dezember 1918 in Dornach, 2. Aufl., Dornach 1979.

4 Rudolf Steiner, Die Geheimwissenschaft im Umriss. GA 13, 29. Aufl., Dornach 1977.

5 Walter Holtzapfel, Der Kupferprozess in der kindlichen Entwicklung. Beiträge zur Erweiterung der Heilkunst, Jg. 1955, Seite 77.

6 Rudolf Steiner, Heilpädagogischer Kurs. GA 317, Vortrag vom 28. Juni 1924 in Dornach, 6. Aufl., Dornach 1979.

7 Rudolf Steiner, Geisteswissenschaftliche Menschenkunde. GA 107, Vortrag vom 21. Oktober 1908 in Berlin, 4. Aufl., Dornach 1979.

8 Goethes Naturwissenschaftliche Schriften. Herausgegeben von Rudolf Steiner, Erster Band. GA 1a, 3. Aufl., Dornach 1975 (Nachdruck).

9 Walter Holtzapfel, Krankheit und Heilung als zweiphasiges Geschehen, Beiträge zur Erweiterung der Heilkunst, Jg. 1971, Seite 1–10.

10 Rudolf Steiner / Ita Wegman, Grundlegendes für eine Erweiterung der Heilkunst nach geisteswissenschaftlichen Erkenntnissen. GA 27, Kapitel XV, 5. Aufl., Dornach 1977.

11 J. Herzberg, Cutane Paraneoplasien, Therapeutische Umschau, Jg. 1972, Heft 10.

12 Ebd.

13 Siehe Anmerkung 9.

14 Felix Ungar-Brachat, Zur Erfassung spontaner Tumor-Abwehrprozesse durch thermotopographische Untersuchungen, Internationale Rundschau für Physikalische Medizin, Band 10, Heft 4.

15 Rudolf Steiner, Physiologisch-Therapeutisches auf Grundlage der Geisteswissenschaft. GA 314, Vortrag vom 27. Oktober 1922 in Stuttgart, 2. Aufl., Dornach 1975.

16 Siehe Anmerkung 3.

17 Siehe Anmerkung 6, Vortrag vom 26. Juni 1924.

18 Rudolf Steiner, Menschenschicksale und Völkerschicksale. GA 157, Vortrag vom 1. September 1914, 2. Aufl., Dornach 1981.

19 Rudolf Steiner, Meditative Betrachtungen und Anleitungen zur Vertiefung der Heilkunst. GA 316, Erster Rundbrief vom 11. März 1924, unterzeichnet Rudolf Steiner / Ita Wegman, 2. Aufl., Dornach 1980.

20 Siehe Anmerkung 3.

21 Rudolf Steiner, Die Erziehung des Kindes vom Gesichtspunkt der Geisteswissenschaft, in «Luzifer-Gnosis». GA 34, Dornach 1960.

22 Rudolf Steiner, Vom Lebenslauf des Menschen. Ausgewählt von Erhard Fucke. Stuttgart 1980.

23 Herbert Hahn, Der Lebenslauf als Kunstwerk, Stuttgart 1966.

24 Rudolf Treichler, Die Entwicklung der Seele im Lebenslauf, Stuttgart 1981.

25 B. Lievegoed, Lebenskrisen – Lebenschancen, 2. Aufl., München 1981.

26 Rudolf Steiner, Allgemeine Menschenkunde als Grundlage der Pädagogik. GA 293, Vortrag vom 21. August 1919 in Stuttgart, 8. Aufl., Dornach 1980.

27 Rudolf Steiner, Erziehung und Unterricht aus Menschenerkenntnis. GA 302a, Vortrag vom 22. September 1920 in Stuttgart, 2. Aufl., Dornach 1977.

28 Rudolf Steiner, Gegenwärtiges Geistesleben und Erziehung. GA 307, Vortrag vom 16. August 1923, 4. Aufl., Dornach 1973.

29 Rudolf Steiner, Konferenzen mit den Lehrern der Freien Waldorfschule in Stuttgart, Band 2. GA 300, Konferenz vom 6. Februar 1923, 4. Aufl., Dornach 1975.

30 Ebd.
31 Rudolf Steiner, Die Methodik des Lehrens und die Lebensbedingungen des Erziehens. GA 308, Vortrag vom 8. April 1924 in Stuttgart, 5. Aufl., Dornach 1974.
32 Walter Holtzapfel, Krankheitsepochen der Kindheit, 3. Aufl., Stuttgart 1973.
33 Felix Ungar-Brachat, Die Medizinische, Jg. 1954, Seite 1563.
34 Walter Holtzapfel, Seelenpflege-bedürftige Kinder. Zur Heilpädagogik Rudolf Steiners, Band 1, 3. Aufl., Dornach 1982.
35 Siehe Anmerkung 4.
36 Margarethe Hauschka-Stavenhagen, Zur künstlerischen Therapie, Band 1, Bad Boll 1981.
37 Siehe Anmerkung 3.
38 Ebd.
39 Siehe Anmerkung 3, Seite 70–77.

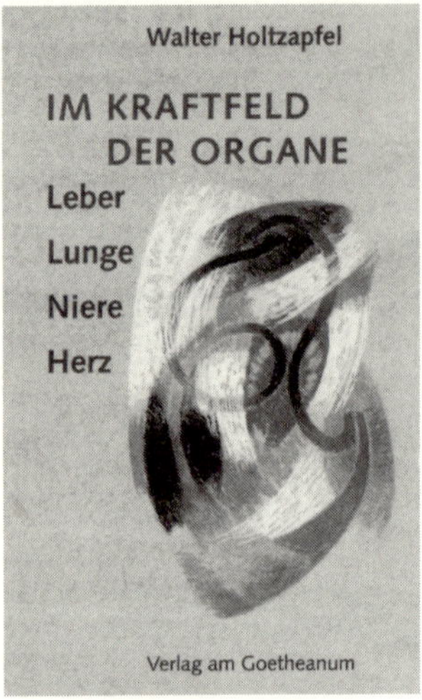


WALTER HOLTZAPFEL

# Im Kraftfeld der Organe

Leber, Lunge, Niere, Herz

5. Aufl. 2008, 142 S., Abb.
ISBN 978-3-7235-1100-8

Einsichten in die leiblichen, seelischen und geistigen Zusammenhänge dieser Organe sind für die persönliche Lebensführung von großer Bedeutung: Hinweise auf Erkrankungen, aber auch auf Möglichkeiten, aus dem Gleichgewicht geratene Prozesse wieder zu harmonisieren.

Walter Holtzapfel gelingt es, Wesensbilder der Organe darzustellen, die er in den Kapitelüberschriften wie folgt zusammenfaßt:

Die Leber gibt die Courage zur Tat
Die Lunge gibt die Festigkeit des Gedankens
Die Niere gibt den Schwung des Temperaments
Das Herz gibt den inneren Halt

VERLAG AM GOETHEANUM